El Pulpo Enojado

Un cuento para promover la relajación

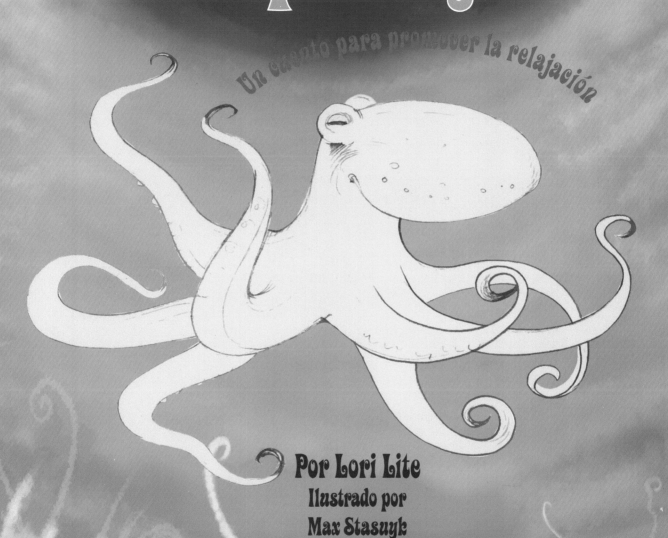

Por Lori Lite

Ilustrado por
Max Stasuyk

¡Felicidades!

Vas a leer un cuento llamado El Pulpo Enojado. Sigue al pulpo mientras éste aprende a calmarse relajando su mente y su cuerpo. Nota cómo él aprende a ser el jefe de sus propios sentimientos, controlando su cuerpo y su enojo.

NOTA PARA LOS PADRES: La respiración para promover la relajación funciona mejor cuando el abdomen se levanta con el aliento que entra y se contrae en la exhalación. No pongan demasiado énfasis en la respiración adecuada. Enfocar la conciencia en la ira y en la respiración es ya un gran paso. *¡Disfruta!*

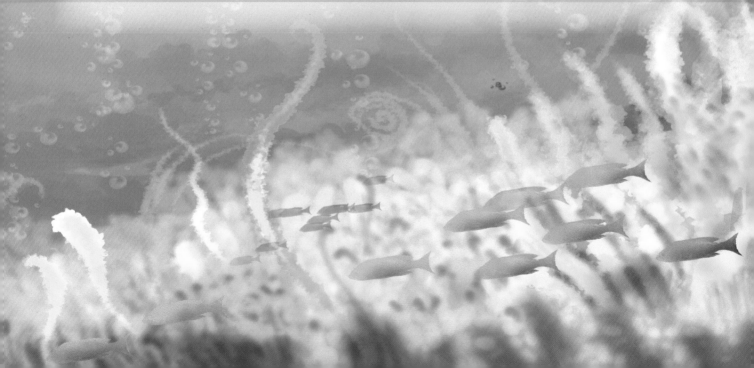

La luz del sol matutino se filtraba por el agua a la entrada
de la cueva. Un pulpo que estaba dormido en la cueva
pudo sentir la energía vital del sol en su cara.

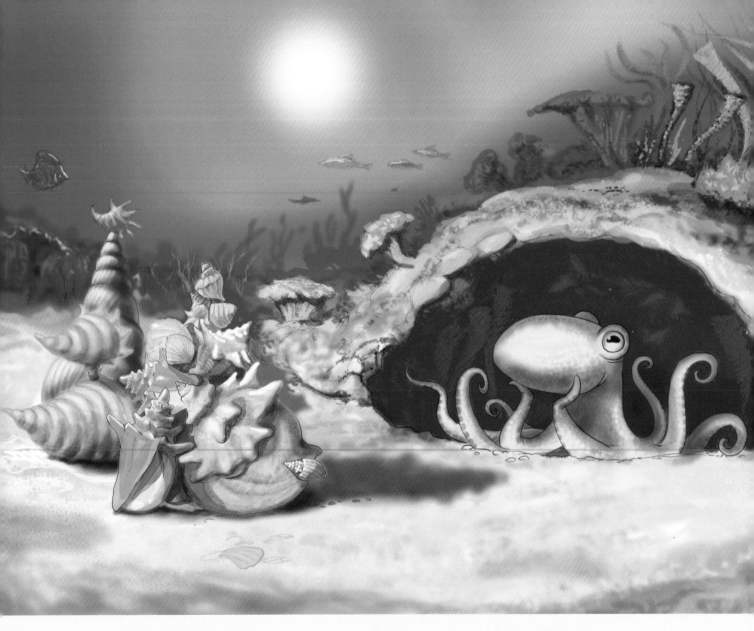

El respiró profundamente y abrió los ojos.
Estiró el cuerpo y se aventuró afuera de su hogar. Justo enfrente
de su cueva había un jardín de conchas marinas que él había creado.
Cada mañana, el pulpo comenzaba el día desayunando en su jardín
especial mientras miraba al océano revivir con el sol de la mañana.

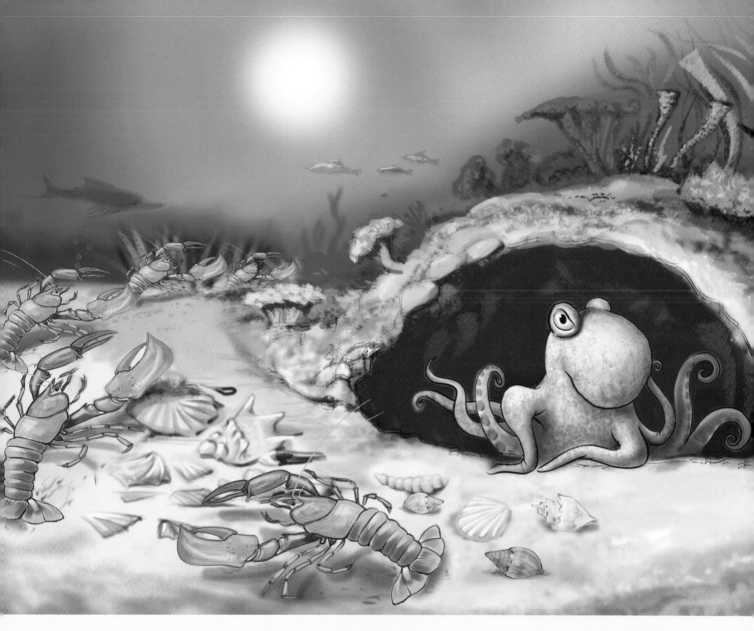

Esta mañana su jardín lucía diferente. Durante la noche,
unas langostas que viajaban por el fondo del océano habían chocado
contra sus conchas y piedras. Todo estaba derrumbado y desorganizado.
El pulpo no estaba feliz. De hecho, estaba muy enojado.

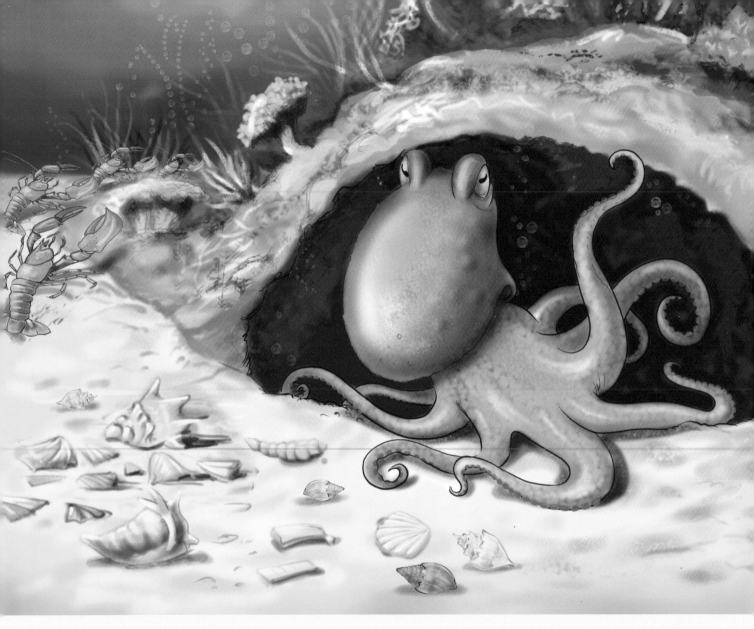

Cuanto más miraba el destrozo, peor se sentía. Se enfadó más y más y sintió su cuerpo apretarse más y más. Sus músculos estaban tensos y su estómago retumbaba como un volcán. Miró alrededor de su jardín destrozado y su cara comenzó a ponerse roja por la ira. Sabía lo que le estaba pasando pero no sabía cómo pararlo. Estaba tan enojado que sentía que iba a explotar... y de este modo, él explotó.

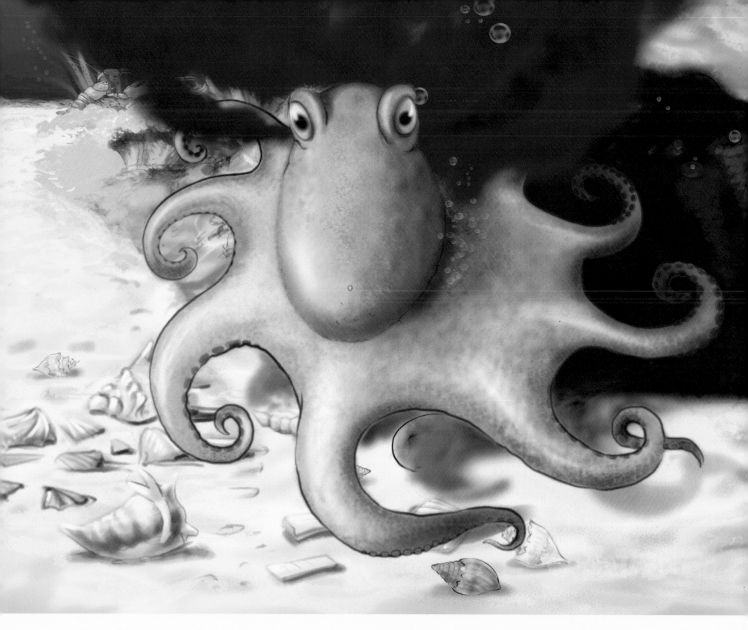

El pulpo perdió la calma, y mientras chillaba y gritaba disparó una nube de tinta negra y morada en el agua circundante. Se sintió frustrado y fuera de control. No se sentía el jefe de su propio cuerpo ni de sus sentimientos, y ahora no podía ver, por la nube oscura de tinta que había alrededor de él.

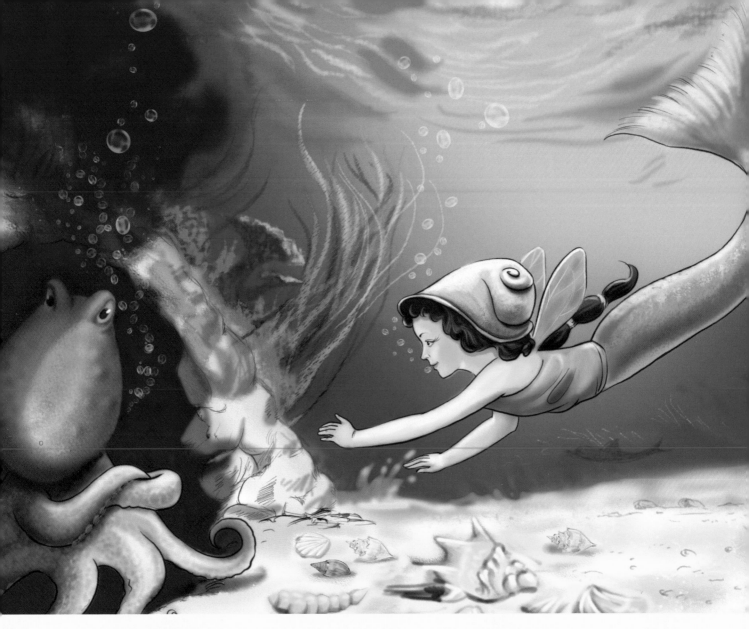

Una niña de mar estaba nadando cerca de la cueva, vió la nube
de cólera y confusión y se paró a hablar con el pulpo. "¿Por qué estás tan
enojado? ¿Por qué te sientas en una nube oscura en un día tan bonito?"
El pulpo le respondió que no entendía por qué siempre se comportaba así
cuando se enojaba, pero sabía que no se sentía bien
al perder la calma y eso siempre empeoraba su problema.

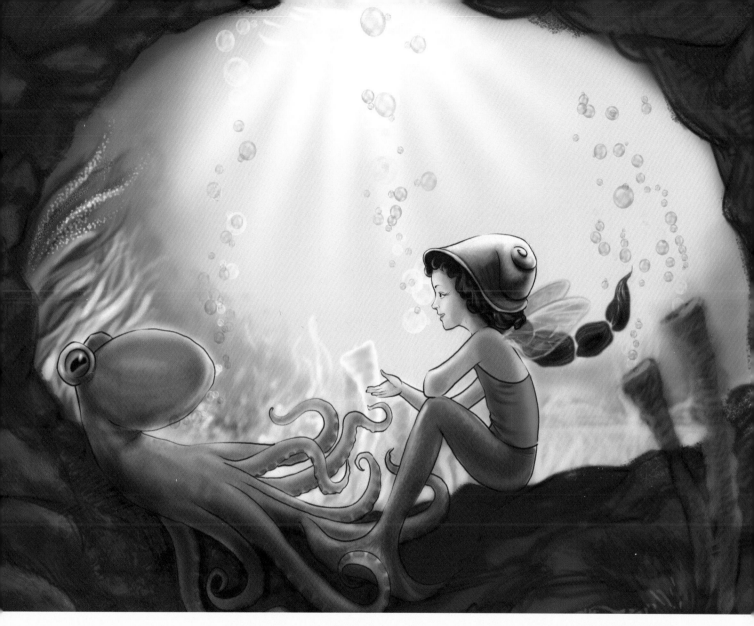

La niña de mar soltó una risita y le dijo,
"Te mostraré cómo ser el dueño de tu cuerpo y controlar la ira. Te mostraré cómo calmarte, dejar la ira, y ver la situación más claramente. Túmbate boca arriba y colócate en una posición cómoda. Siente cómo la arena se mueve despacio alrededor de tu cuerpo mientras te acurrucas. Ahora, cierra los ojos y respira profundamente. Toma aliento por la nariz y déjalo salir por la boca..."
ahhh...

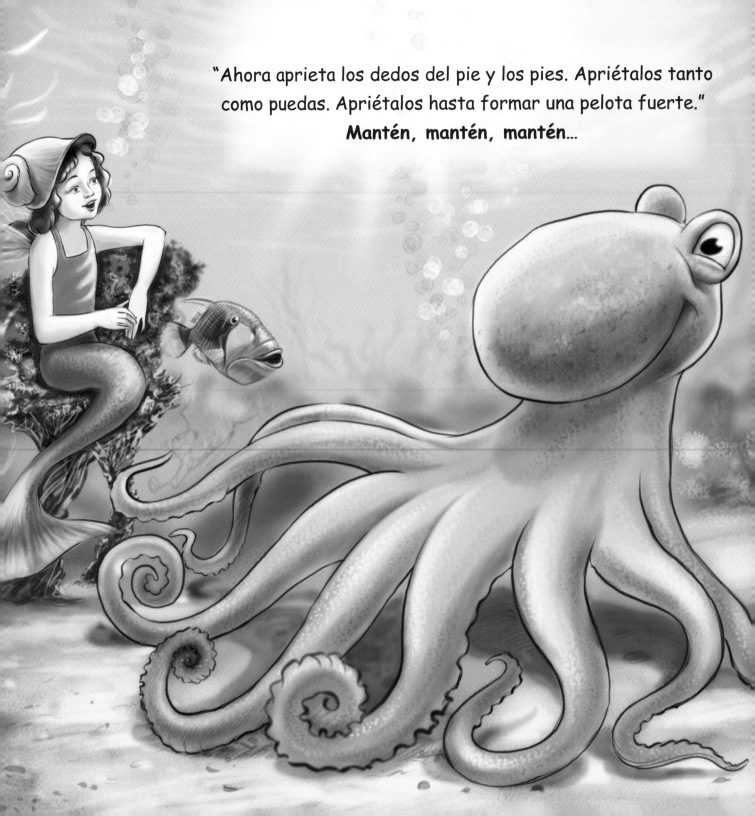

"Ahora aprieta los dedos del pie y los pies. Apriétalos tanto como puedas. Apriétalos hasta formar una pelota fuerte."
Mantén, mantén, mantén...

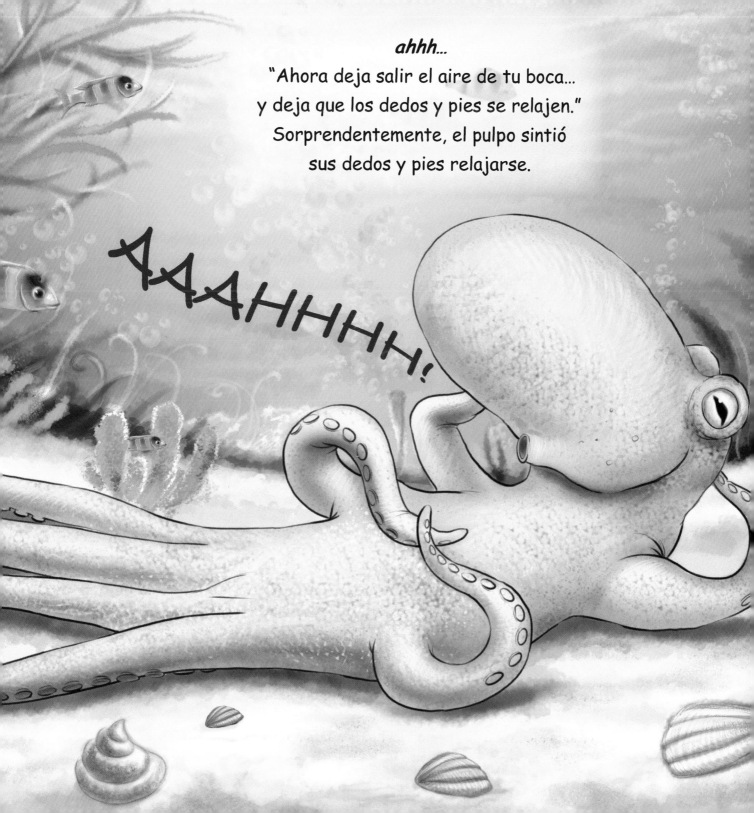

ahhh...
"Ahora deja salir el aire de tu boca...
y deja que los dedos y pies se relajen."
Sorprendentemente, el pulpo sintió
sus dedos y pies relajarse.

AAAHHHH!

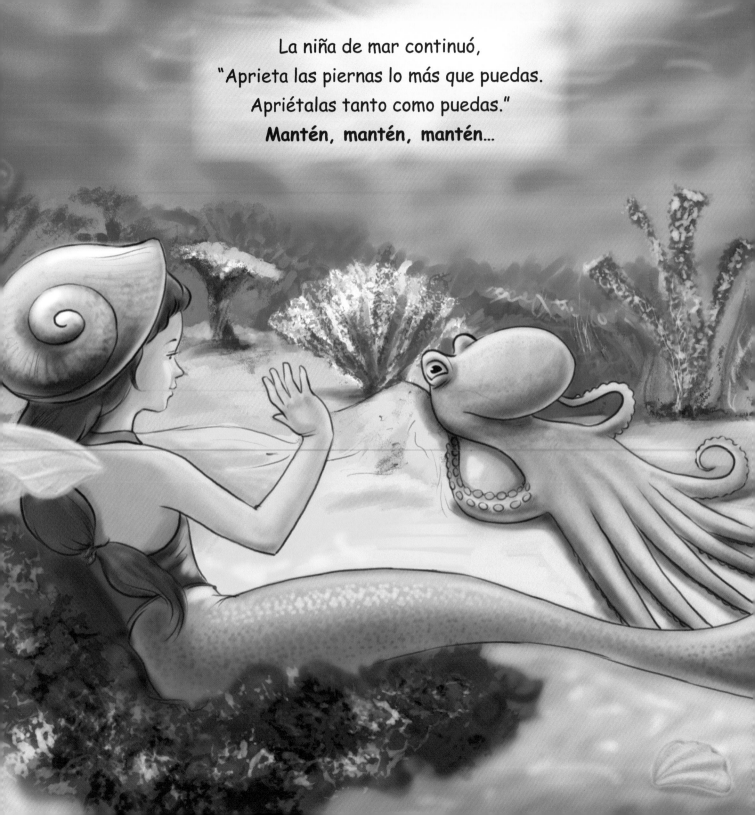

La niña de mar continuó,
"Aprieta las piernas lo más que puedas.
Apriétalas tanto como puedas."
Mantén, mantén, mantén...

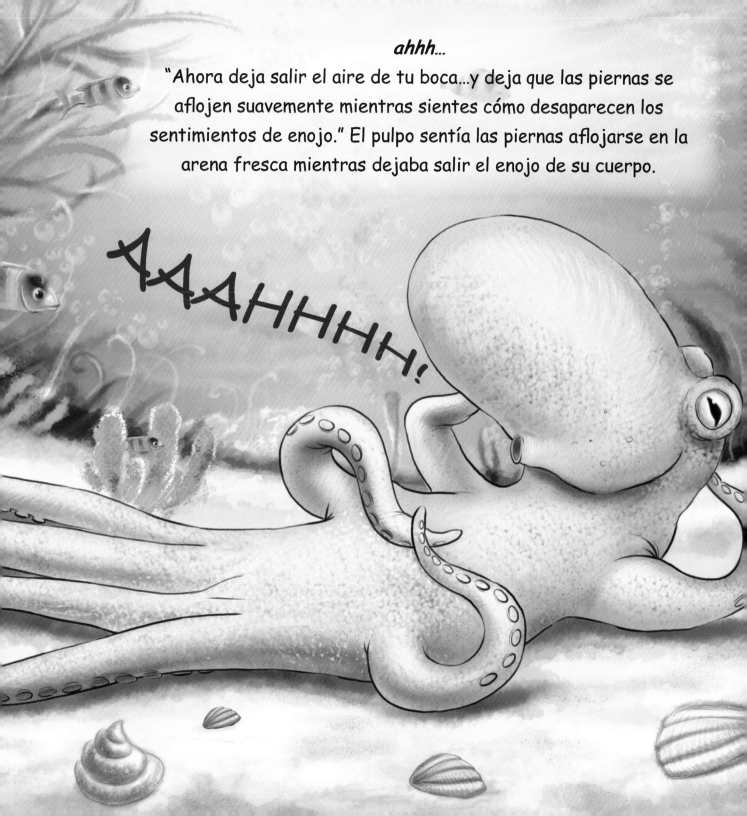

ahhh...
"Ahora deja salir el aire de tu boca...y deja que las piernas se aflojen suavemente mientras sientes cómo desaparecen los sentimientos de enojo." El pulpo sentía las piernas aflojarse en la arena fresca mientras dejaba salir el enojo de su cuerpo.

AAAHHHH!

La niña de mar continuó,
"Aprieta las caderas, el vientre y
la espalda. Apriétalos lo más que puedas."
Mantén, mantén, mantén...

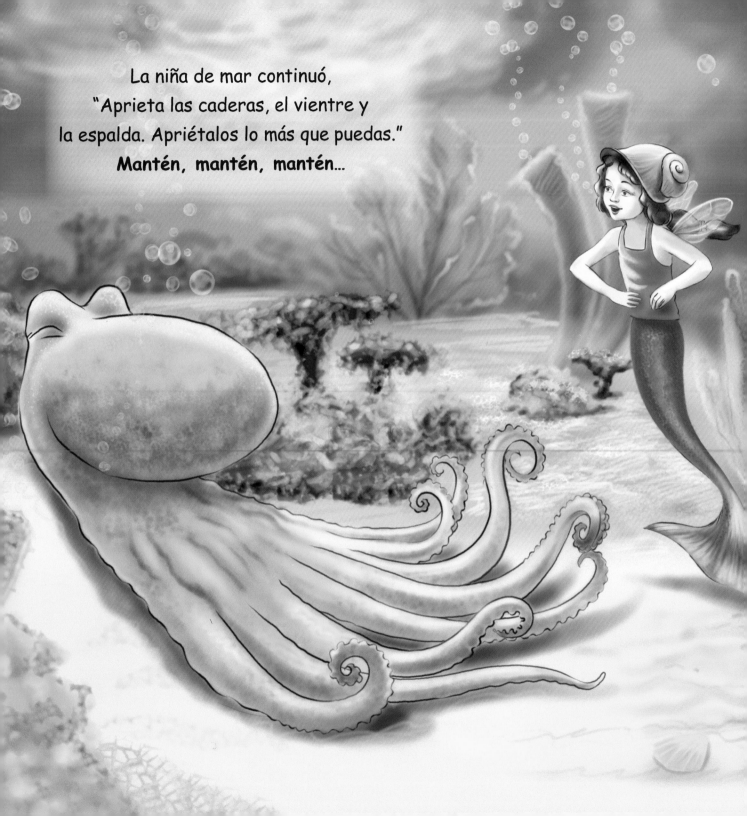

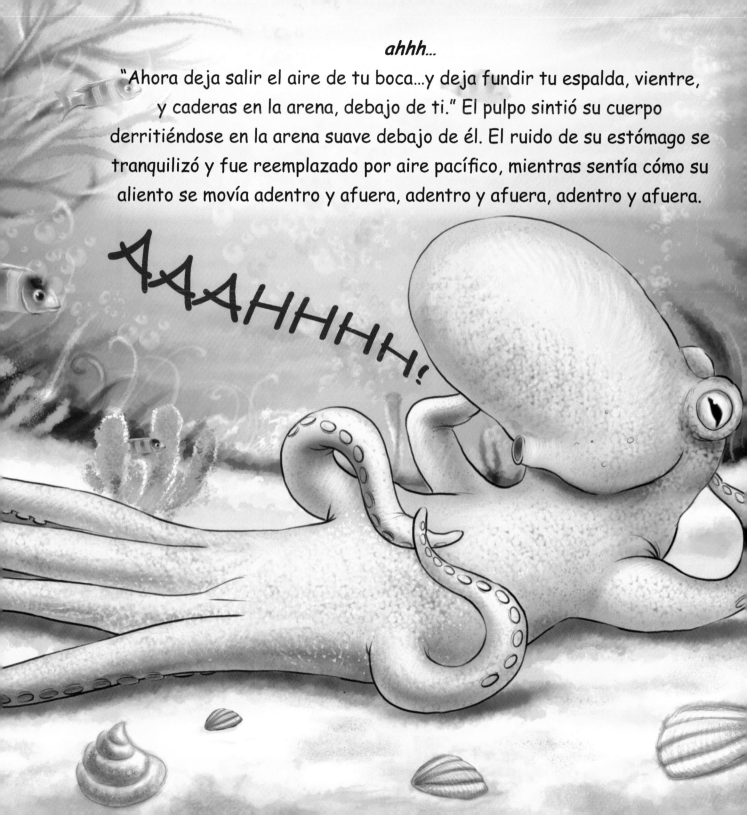

ahhh…

"Ahora deja salir el aire de tu boca…y deja fundir tu espalda, vientre, y caderas en la arena, debajo de ti." El pulpo sintió su cuerpo derritiéndose en la arena suave debajo de él. El ruido de su estómago se tranquilizó y fue reemplazado por aire pacífico, mientras sentía cómo su aliento se movía adentro y afuera, adentro y afuera, adentro y afuera.

AAAHHHH!

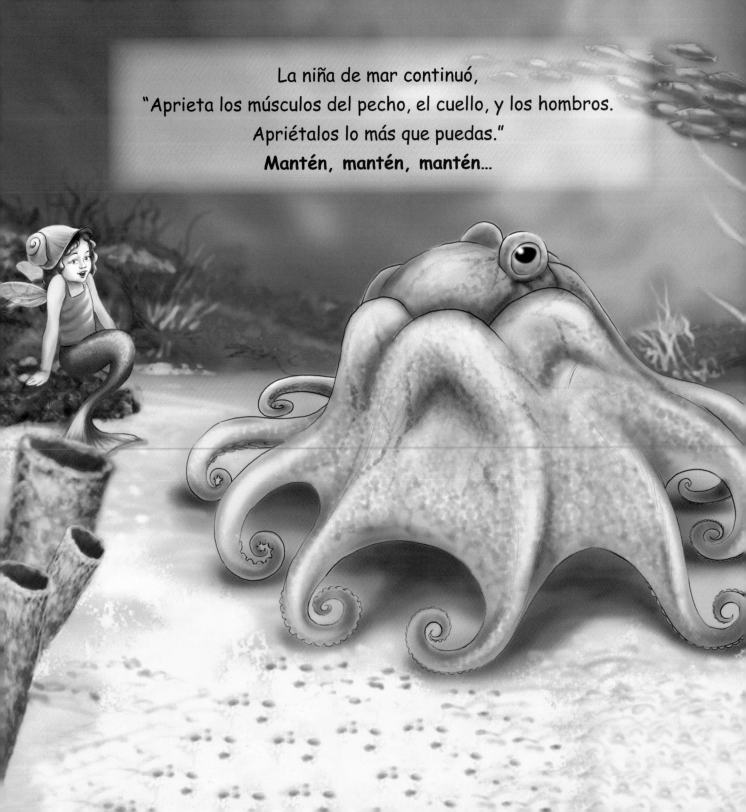

La niña de mar continuó,
"Aprieta los músculos del pecho, el cuello, y los hombros.
Apriétalos lo más que puedas."
Mantén, mantén, mantén...

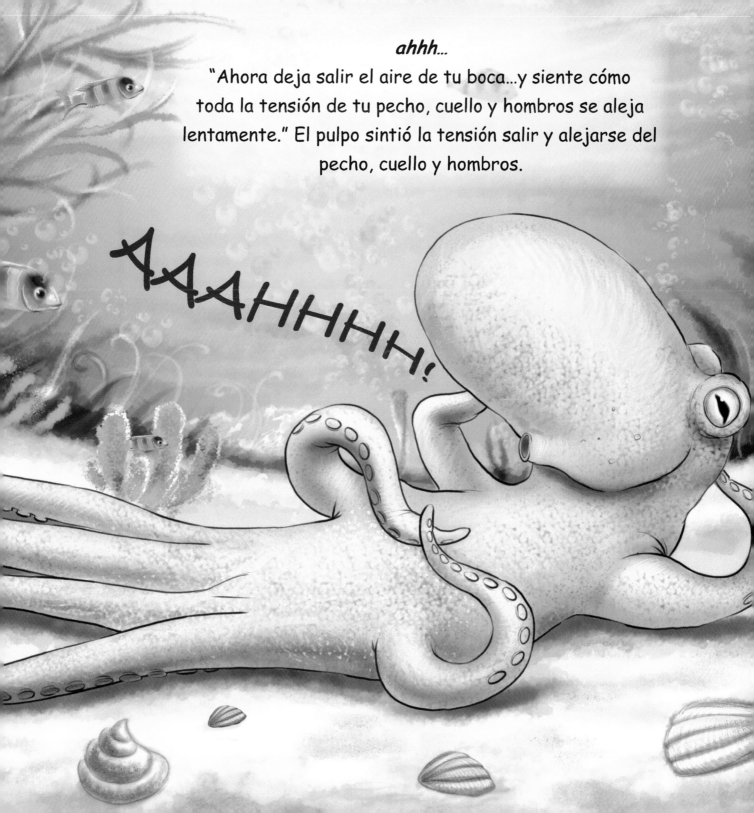

ahhh...
"Ahora deja salir el aire de tu boca...y siente cómo toda la tensión de tu pecho, cuello y hombros se aleja lentamente." El pulpo sintió la tensión salir y alejarse del pecho, cuello y hombros.

AAAHHHH!

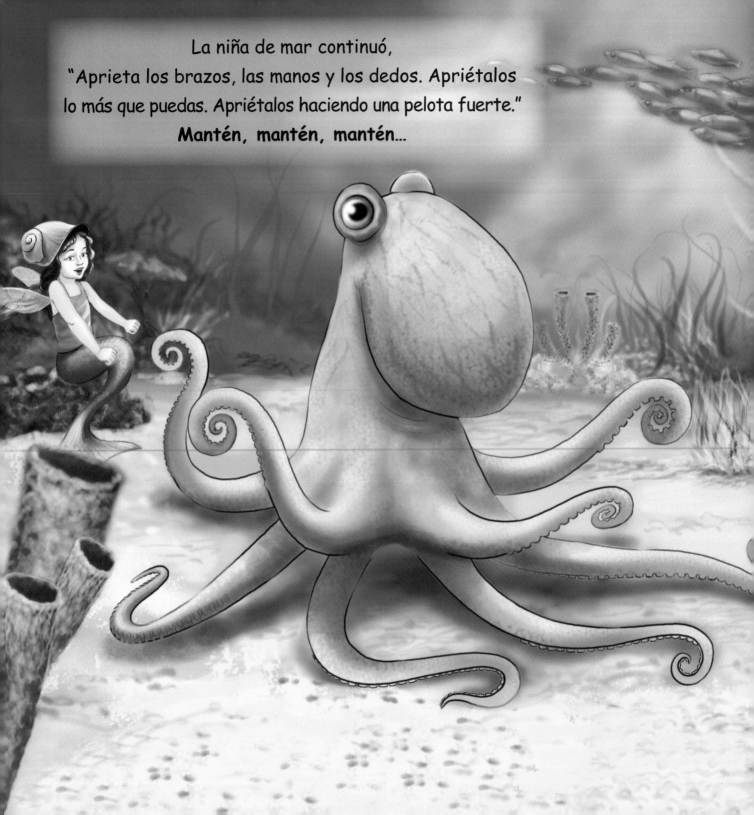

La niña de mar continuó,
"Aprieta los brazos, las manos y los dedos. Apriétalos
lo más que puedas. Apriétalos haciendo una pelota fuerte."
Mantén, mantén, mantén...

ahhh...
"Ahora deja salir el aire de tu boca...y despliega los brazos, manos, y dedos." El pulpo sentía cómo, al abrir las manos, el resto de su ira se alejaba lentamente en el agua.

AAAHHHH!

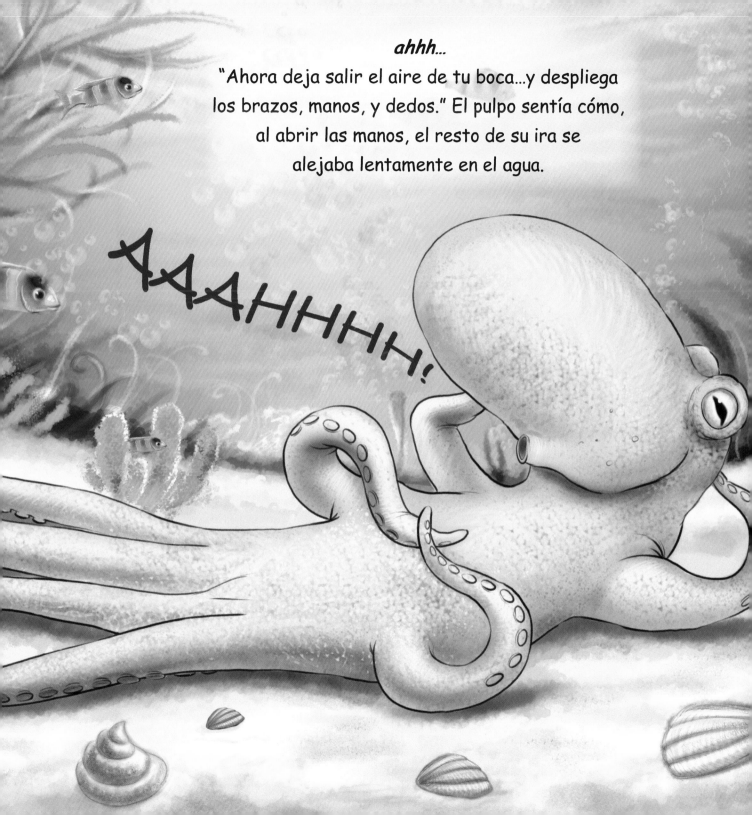

La niña de mar continuó, "Aprieta la mandíbula, los labios y la nariz. Aprieta la cara entera." Apriétala lo más que puedas. Mantén, mantén, mantén...

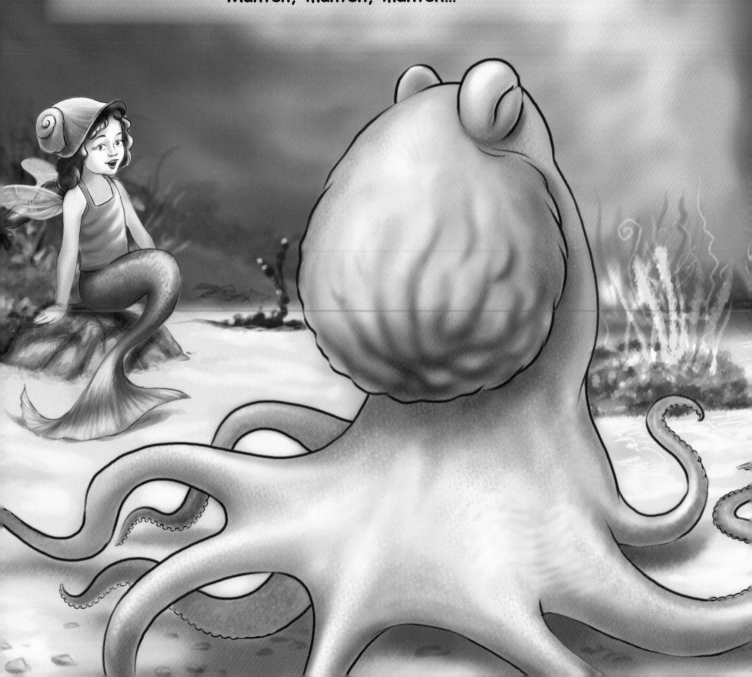

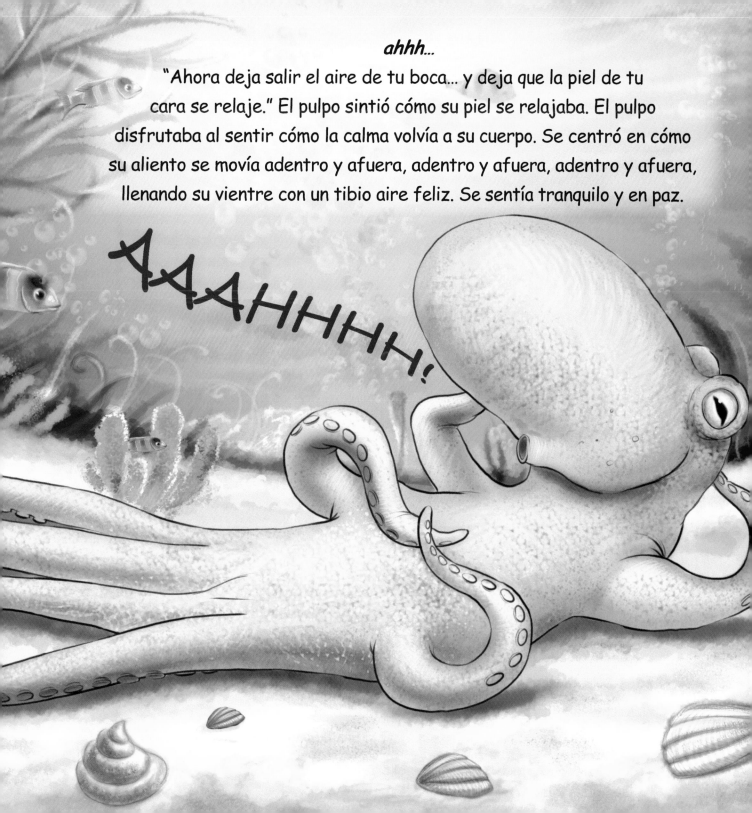

ahhh...

"Ahora deja salir el aire de tu boca... y deja que la piel de tu cara se relaje." El pulpo sintió cómo su piel se relajaba. El pulpo disfrutaba al sentir cómo la calma volvía a su cuerpo. Se centró en cómo su aliento se movía adentro y afuera, adentro y afuera, adentro y afuera, llenando su vientre con un tibio aire feliz. Se sentía tranquilo y en paz.

AAAHHHH!

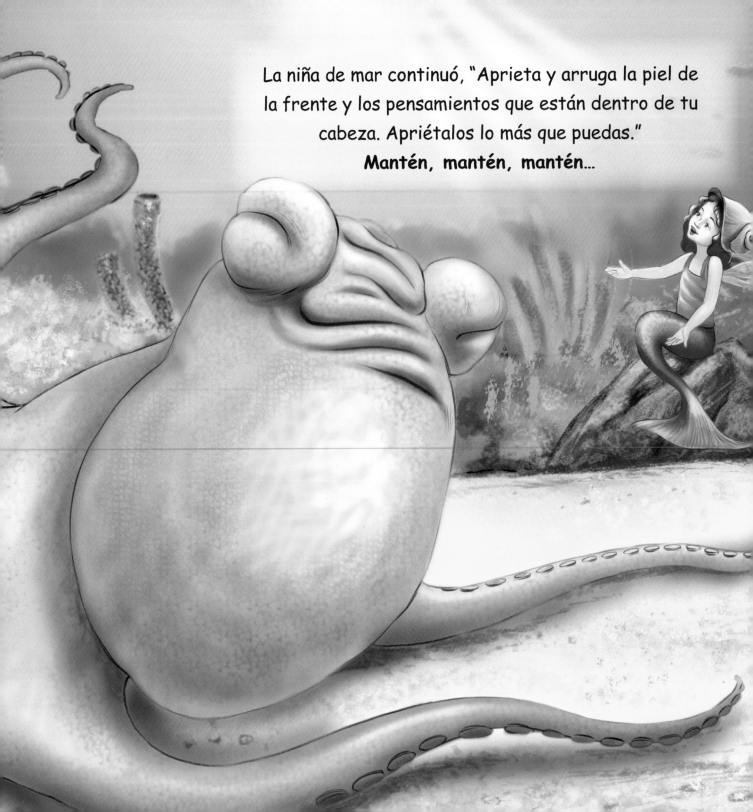

La niña de mar continuó, "Aprieta y arruga la piel de la frente y los pensamientos que están dentro de tu cabeza. Apriétalos lo más que puedas."

Mantén, mantén, mantén...

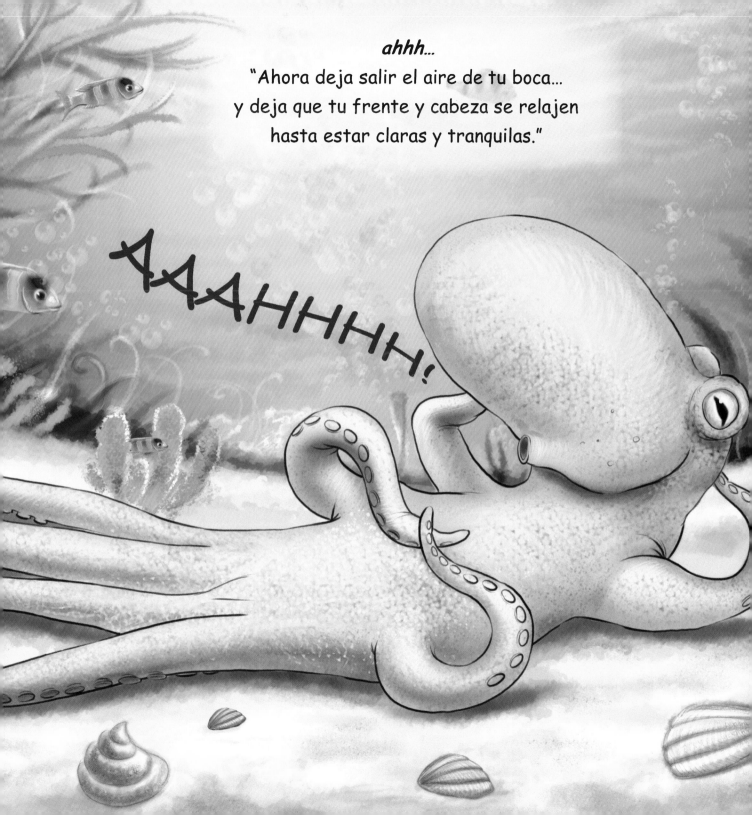

ahhh…
"Ahora deja salir el aire de tu boca…
y deja que tu frente y cabeza se relajen
hasta estar claras y tranquilas."

AAAHHHH!

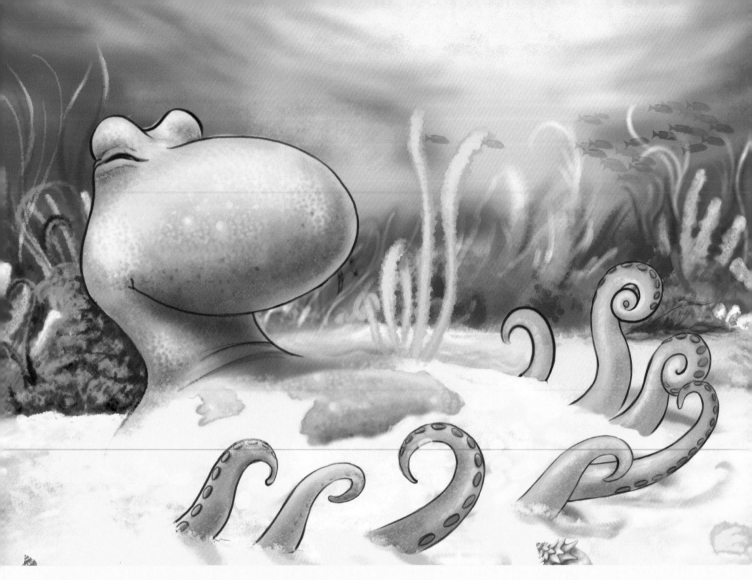

El pulpo se quedó muy quieto por unos momentos. Se dio cuenta
de que ahora él era el dueño de su propio cuerpo y sentimientos.
Sintió su aliento moviéndose adentro y afuera, adentro y afuera,
adentro y afuera, tocando cada célula de su cuerpo.
Se sentía muy bien.

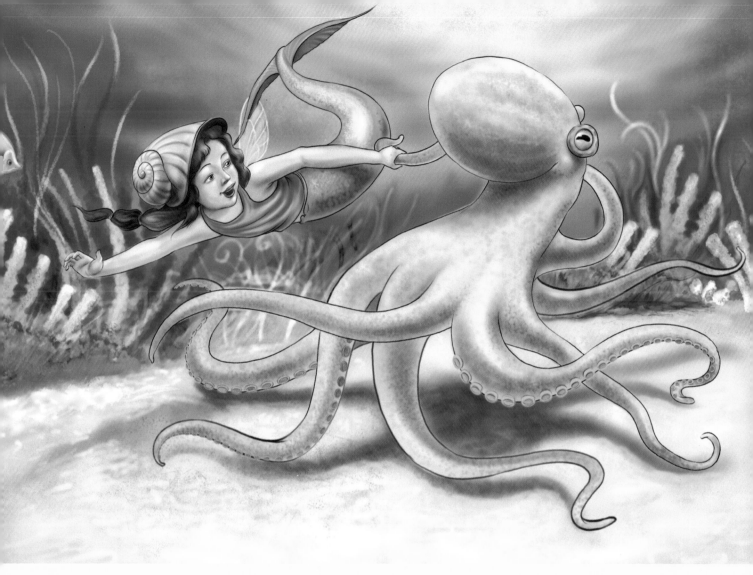

Después de unos momentos, el pulpo abrió los ojos. Su disposición había cambiado y el color de su cuerpo había vuelto a un tono moreno claro. Se sentía tranquilo, balanceado y cómodo en su propia piel. La nube oscura que había rodeado al pulpo ya no estaba. El océano, siempre en movimiento, la había reemplazado con agua pura y azul. En este momento tranquilo y quieto, se dio cuenta de que podía ver más claramente. Se dio cuenta que podía resolver su problema sin enojarse. Con un poco de ayuda él podía reparar su jardín de conchas y piedras.

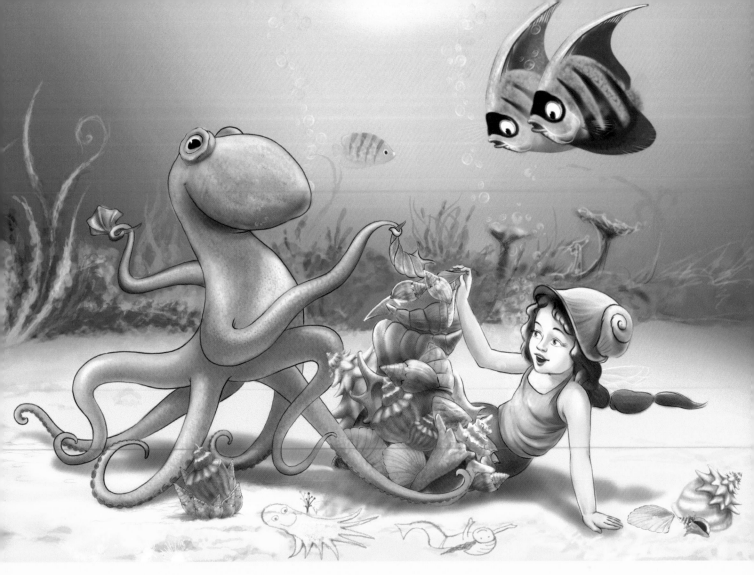

El pulpo le pidió a la niña de mar que le ayudase.
Juntos, trabajaron y rieron mientras creaban un nuevo jardín de
conchas y piedras que era el más bonito que jamás imaginó.

Ser el dueño de su ira ayudó al pulpo a tener una nueva amiga. Estar tranquilo le
ayudó a ver nuevas posibilidades. Le ayudó a pensar claramente.

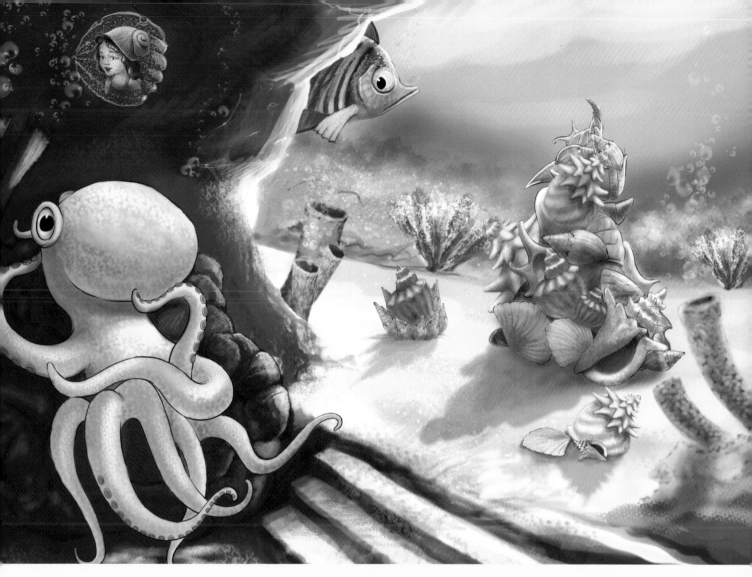

Ahora, cuando el pulpo siente que va a explotar de ira, se toma una respiración
profunda... *ahhh.* Se dice a sí mismo que es el dueño de sí mismo.
Recuerda que estar tranquilo le ayudó a reparar su jardín y a conocer
a una nueva amiga. Sonríe de lo mejor que se siente, mientras su aliento
se mueve, adentro y afuera, adentro y afuera,
adentro y afuera, adentro y afuera...

Coleccione la serie Sueños del Océano Índigo y mire cómo toda la familia controla su ansiedad, estrés e ira...

Libros audios/CD:

Indigo Dreams

Indigo Ocean Dreams

Indigo Teen Dreams

Indigo Teen Dreams 2CD Set

Indigo Dreams: Garden of Wellness

Indigo Dreams: Adult Relaxation

Indigo Dreams: 3 CD Set

CDs de música:

Indigo Dreams: Kids Relaxation Music

Indigo Dreams: Teen Relaxation Music

Indigo Dreams: Rainforest Relaxation

Libros en Inglés:

The Goodnight Caterpillar

A Boy and a Turtle

Bubble Riding

Angry Octopus

Sea Otter Cove

Affirmation Weaver

A Boy and a Bear

The Affirmation Web

Recursos:

Planes Individuales de lecciones

Stress Free Kids plan de estudios

Libros en Español:

Buenas Noches, Oruga

El Niño y la Tortuga

Montando Burbujas

El Pulpo Enojado

Caleta de la Nutria Marina

Tejedor de Afimaciones

Libros, CDs y planes de lecciones disponibles en www.StressFreeKids.com

CPSIA information can be obtained at www.ICGtesting.com
Printed in the USA
BVIW12n2353120115
382769BV00003B/21